Andréine Bel découvre en 1971 le mouvement instinctif « naturel » à partir des enseignements du *seitai* japonais (Itsuo Tsuda) et de la « danse libre » de François Malkovsky. Elle est initiée au reboutage en 1980 par Étienne Chambonnet au Puy-en-Velay. À la même époque, son apprentissage de la danse kathak sous la direction de Pandit Birju Maharaj, en Inde, lui fait placer la sensation au cœur de la gestuelle.

Dès 1996, à partir du *seitai* et du reboutage, elle développe en France le *yukidō*, une pratique qu'elle désigne comme « soin domestique ». À partir de 2005, elle anime en parallèle des ateliers de recherche expérimentale et coopérative en danse et en *yukidō*. Ces deux activités créatives s'enrichissent mutuellement grâce au rôle accordé à l'écoute des sensations et de « l'involontaire ». Elle exerce aujourd'hui dans le Var.

Elle est l'auteur du site www.yukido.fr

SANTÉ AUTONOME
La puissance du vivant

Andréine Bel

Éditions Le Tilt
www.leti.lt

DU MÊME AUTEUR :
Le Corps accordé
Pour une approche raisonnée de la santé
et du soin de soi
Le Tilt, 2014
www.lecorpsaccorde.com

ISBN: 978-2-9551348-3-2
Dépôt légal : octobre 2016
Éditions Le Tilt - www.leti.lt
Imprimé par IngramSpark en décembre 2016
Design & mise en page :
Tansen Bel - *www.thegoldennoise.com*
Peinture :
Pascale Lefèbvre - *www.pascale-lefebvre.fr*

Copyright © 2016 Andréine Bel
ISNI : 000000041257276X
Tous droits réservés

Il existe un toucher qui donne et se donne sans jamais prendre ni perdre : le nouveau-né et ses parents le découvrent à la naissance, comme un émerveillement.

Comment, pour la main qui soigne, retrouver la puissance de ce contact pénétrant et pourtant non invasif ? Il lui faut explorer la vie par ses flux, plonger dans l'univers des sensations.

Le regard s'ouvre sur un paysage insoupçonné et pourtant toujours présent qui veille sur notre santé et son autonomie : je l'appelle « l'involontaire ».

SANTÉ AUTONOME
La puissance du vivant

La vie intérieure, c'est être convaincu que voir consiste dans l'acte de regarder, savoir dans l'acte de comprendre, et tenir dans l'acte de s'abandonner.

Jacques Lusseyran

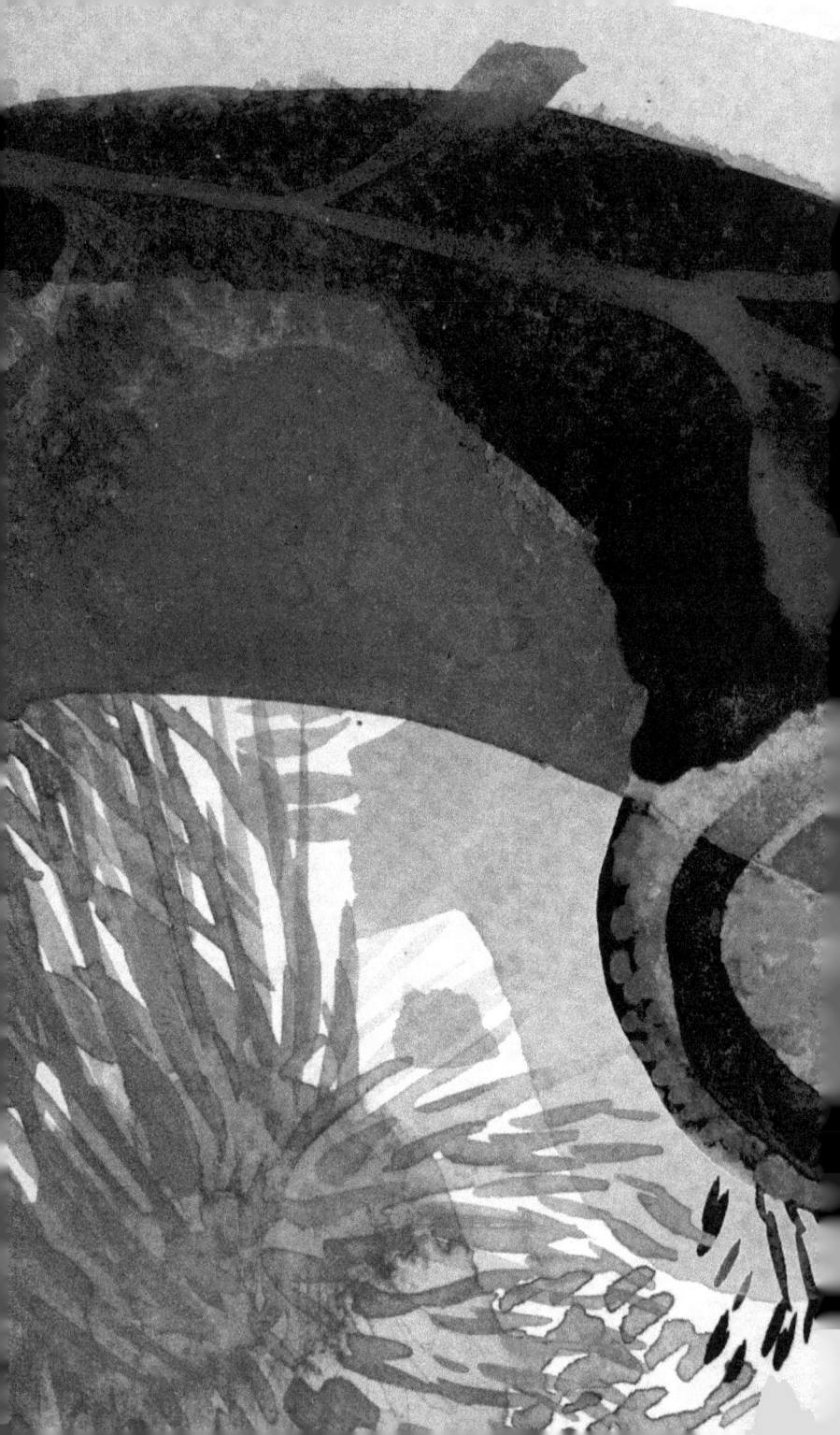

NAÎTRE AU MONDE

Printemps

*Ce chant
de la petite
aube par petits
brins de jour
illumine le blanc*

Tout commence avec les accès de sommeil irrésistibles pendant la journée, en plus de ses nuits, qui font entrer la femme enceinte dans un autre temps, comme démultiplié. Ces trois premiers mois – alors que l'œuf puis l'embryon se développent et que le corps de la femme se modifie – sont cruciaux pour l'enfant à naître et sa mère en devenir. Ils demandent une « rallonge » de sommeil qui gagnerait à être une revendication majeure : le déroulement de la grossesse et de l'accouchement en sont facilités.

Instinctivement, et parfois même avant de savoir qu'elle est enceinte, la femme adapte son alimentation en fonction de ses besoins, au fur et à mesure de la grossesse. Les nausées des trois premiers mois lui indiquent ce qui ne lui convient pas sur le plan physique, mental ou émotionnel. Il est fréquent qu'elle ne tolère plus les odeurs de produits synthétiques ni les aliments frelatés. C'est le meilleur moment pour elle d'arrêter le tabac, l'alcool ou toute drogue, si elle n'y est pas parvenue avant. Son goût et son odorat la guident pour choisir ce qui lui est bénéfique.

Lorsque son visage s'épanouit, le rythme de ses pas change et ses gestes ralentissent.

Elle a des contractions qui passent inaperçues. Pourtant, celles-ci régulent le temps de gestation. Le ventre s'arrondit et les seins se développent, la peau s'adoucit, les articulations se « huilent ».

Le premier mouvement du fœtus perçu par la mère est une caresse, une promesse. Les mouvements suivants vont du frémissement à la tempête. Souvent les mères y voient un miroir de l'état dans lequel elles se trouvent.

Vient le temps du renversement de l'enfant : il se met la tête en bas s'il le peut ; en tous cas il cherche et trouve sa position pour naître. Sa mère peut l'y aider en écoutant le besoin de certaines postures et mouvements de son corps.

Puis un beau jour le temps commence à se contracter avec l'imminence de l'accouchement : la future mère « fait son nid », sent le besoin de s'activer, préparer la maisonnée, ajuster la place de chaque objet. C'est le temps de l'attente.

Viennent les premières contractions régulières et la femme entre « dans sa bulle », hors temps et hors espace, avec parfois de longues plages tranquilles qui permettent l'endormissement.

La perte des eaux se fait spontanément pourvu qu'on ne la provoque pas. Cela arrive d'un coup ou par intermittence. Mais parfois la poche ne se perce pas, l'enfant naît « coiffé » et c'est une chance : les membranes et l'eau matricielle facilitent le passage. D'autres fois la poche des eaux ne fait que se fendre par endroits, et le liquide amniotique se « refabrique », permettant d'attendre un peu.

C'est la perte du bouchon muqueux qui signale quand mère et enfant sont prêts, et rend l'accouchement irréversible.

L'involontaire se met à régler le rythme des respirations qui s'adaptent à chaque contraction et à la progression de l'enfant, selon les besoins des corps, leur constitution, leur histoire. Il indique à la mère comment se reposer entre les contractions rapprochées et comment adapter sa position au cheminement de l'enfant qui lui, très souvent, en profite pour dormir.

Quelques minutes avant la naissance, un temps de suspension très particulier fait parfois dire aux femmes qu'elles ont une angoisse de mort, ou de vie, elles ne savent plus. Le temps s'étire…

Et l'enfant naît. Ce temps avant son premier cri, peu importe ce qu'il dure, il mesure l'éternité.

L'enfant est accouché mais il lui reste à naître au monde, et sa naissance va de pair avec celle de ses parents.

Son premier regard bouleverse ceux qui le reçoivent. Le proto-regard[1] est connu depuis la nuit des temps par les parents, nommé par quelques rares soignants aujourd'hui qui en soulignent le pouvoir fondateur pour le lien parent-enfant. S'il ne peut prendre place juste après la naissance, les heures suivantes feront l'affaire, ou plus tard si l'attention est donnée.

Le cordon pulse encore, le temps du passage en douceur de la respiration ombilicale à celle des poumons. Pendant deux à trois minutes, ces fonctions cohabitent chez le nouveau-né. Les poumons se déplient lentement et sans douleur si les ciseaux ont attendu que le cordon cesse de battre.

Quelques minutes ou heures plus tard, la délivrance du placenta se fait sans tirer dessus et sans précipitation. Lorsqu'elle est au chaud, tranquille, sécurisée, son bébé au sein ou dans ses bras, la mère est « délivrée » du placenta en quelques contractions spontanées. Pendant cette dernière phase, les hormones d'apaisement et d'allaitement participent à la construction du lien maternel.

L'accouchement et la délivrance accomplis, vient ce moment béni de la couvade, où l'enfant est le centre du monde et sa mère une reine d'un royaume où le temps est roi. Naissance du père et de la mère. Voix douces qu'il reconnaît, lumières tamisées, chuchotements sont de mise. Découverte mutuelle, premier toucher, apprivoisement de ce flot incessant de sensations nouvelles.

Le proto-toucher fait éclore les corps.

Besoin pour la mère de humer son nouveau-né, sans se soucier du vernix qui gagne à ne pas être trop essuyé : il protège la peau de bébé. Lécher les yeux de son enfant ? La salive est un antiseptique puissant. Cet échange olfactif et gustatif, c'est le temps de la saveur. Le bébé aime respirer et goûter le sein de sa mère, la peau de son père, sans parfum ajouté.

Pendant un jour ou deux, voire trois, la mère est littéralement imprégnée des hormones de l'amour. Elle veille sur son enfant et assez souvent toute fatigue s'évanouit, pour se découvrir mutuellement, se connaître, se parler, se cajoler... Les pères ne sont pas exempts de ce déferlement hormonal qui les tient éveillés. Si les premiers jours ne permettent pas un tel échange, il est toujours temps un peu plus tard.

Le moment de commencer à téter, seul l'enfant le connaît. Le réflexe d'enfouissement et le besoin de réassurance le font parfois prendre le sein immédiatement. On le voit « crapahuter » sur le ventre de sa mère jusqu'à ce qu'il trouve le mamelon. Si l'allaitement au sein ne peut se faire, c'est le moment de lui donner son premier biberon.

Mais, s'il attend le réflexe de faim, le bébé peut tranquillement prendre un jour ou deux, voire trois, pour avoir envie et besoin de téter. Un apport en eau légèrement sucrée ou miellée, donné à la petite cuillère un peu chauffée dans la bouche de la maman auparavant, lui permet alors de s'hydrater selon son besoin et de développer dans ses intestins la vitamine K. Cette coutume d'attendre la faim de l'enfant a été remplacée par le biberon systématique d'eau sucrée pendant un ou deux jours dans nos hôpitaux jusqu'à il n'y a encore pas si longtemps. Aujourd'hui, la préconisation est celle de l'« allaitement précoce ». Tout cela gagnerait à être reconsidéré à la mesure de chaque enfant et parent.

Après que le nouveau-né ait évacué ses premières selles, la faim ne tarde pas si elle ne s'est pas manifestée avant. Les intestins, libres de méconium, sont capables de recevoir et garder d'autant mieux le colostrum que ce dernier ne déclenchera pas de diarrhée.

Lorsqu'il est souhaité, le sommeil partagé facilite la découverte réciproque, rassure les parents et l'enfant : ils entendent leur respiration mutuelle. Les pères et mères témoignent des gestes intuitifs qui veillent sur l'enfant de manière involontaire et inconsciente. Ils rassurent le nouveau-né, prennent soin de lui et le protègent contre le froid et le chaud alors même qu'ils dorment ou sont dans un demi-sommeil. Le « peau à peau » aide le nouveau-né à réguler sa température et sa respiration.

Le corps maternel a déjà commencé à se « refermer ». Ses hanches « travaillent » : les ailes iliaques qui s'étaient légèrement ouvertes grâce aux hormones qui ont assoupli tendons et ligaments, vont se refermer l'une après l'autre, par étapes.

Le moment des relevailles, la mère le ressent : elle éprouve le besoin impérieux de s'asseoir (ce qui fixe les hanches) puis de se lever. Cela peut prendre de quelques heures à trois ou quatre jours après l'accouchement. Il faudra au bassin environ trois mois pour se consolider, avec des périodes pendant lesquelles porter un poids lourd ou courir ne convient pas, la nouvelle accouchée le sent très nettement. Dans certaines cultures (en Inde, au Mexique…) la mère aime enrouler en la serrant autour de ses hanches une longue et large ceinture pendant le nombre de jours qu'elle sent nécessaire à leur consolidation.

Il n'y a pas moyen pour la nouvelle maman d'éviter le temps du deuil d'être enceinte, cette sensation de vide. Son ventre ne porte plus l'enfant. Quelle que soit la souffrance que la mère vient d'endurer, elle n'a souvent qu'un désir immédiat : être de nouveau enceinte, « habitée ».

Mais le temps de devenir mère arrive à prendre le dessus dans la plupart des cas. C'est un apprentissage, une découverte, où la femme devient consciente de sa lignée, de sa propre naissance et enfance, de ce qu'elle va ou risque de transmettre. Nombre de mères disent que le « maman blues » pourrait être évité si on les entourait, tout en les laissant agir et se comporter comme elles en sentent la nécessité.

Dans les autres cas, lors d'effondrement indicible ou de dépression qui envahit la mère, il faut trouver en soi la patience et rencontrer l'écoute de l'autre, ne pas rester isolée et tout faire pour retrouver une résilience parentale.

Chez les mamans ou les papas du monde entier, les pleurs du bébé ont un effet immédiat, incontrôlable : leur ventre se « tord ». Ils prennent l'enfant dans leurs bras, le rassurent et c'est le temps du bercement. Le besoin du petit est un appel irrépressible, que ce soit son enfant ou celui d'autrui.

Le portage aura une incidence décisive sur l'enfant, sur sa stabilité de base. C'est un art difficile : le bébé doit être détendu quand on le soulève puis le soutient, avec fermeté mais sans raideur, en accord avec sa respiration et son propre maintien. Le balancement des pas favorise son équilibre. Hamac et balançoire rythment pour lui le temps et l'espace, lui donnent la notion de son poids et de l'élan qu'il permet.

Les épisodes du pipi et du caca se signalent par des agitations et pleurs reconnaissables. Le bébé manifeste son besoin et sourit lorsqu'il est compris, disent les pères et les mères qui pratiquent « l'hygiène naturelle ». Cela évite nombre de couches, et surtout de réapprendre au bébé à être propre après lui avoir appris à tolérer d'être sale.

L'allaitement a besoin de choses simples : la paix, le temps et l'intimité, toutes les mères en témoignent. Au sein ou au biberon, ce temps rime avec liberté : « boire à la demande », cela requiert de ne pas mesurer l'heure, ni la durée.

Le sein se prépare de lui-même, adapte la consistance et la richesse du lait aux besoins de l'enfant, au fur et à mesure qu'il boit et selon le stade de son développement. Le biberon doit être adapté de même.

Tirer son lait puis le donner au biberon, démarrer un allaitement après plusieurs jours d'absence ou d'incapacité, reprendre un allaitement interrompu, tout cela est possible avec la détermination des mères et la bienveillance de l'entourage. La composition du lait maternel reste inégalée à ce jour.

L'allaitement au sein va permettre à la mère de consumer facilement les graisses qu'elle a développées pendant la grossesse. Les seins ne s'affaissent pas si on les soutient lorsqu'ils sont ressentis comme lourds (du fait de leur poids ou d'une activité sportive). On les libère le reste du temps, pour exercer leur élasticité cutanée et ligamentaire.

Lorsque l'allaitement maternel dépasse trois mois, la mère a besoin qu'on lui fasse confiance et qu'on s'abstienne des regards sévères et castrateurs qui voudraient remettre en question ce qui a permis à l'humanité de se développer depuis son origine. Mais le « sein à tout prix » est lui aussi moralisateur. Avec l'allaitement, c'est toute une culture de la parentalité qu'il nous faut nous réapproprier, avec discernement.

Après six mois commence peu à peu l'alimentation mixte. Lorsque l'enfant fixe du regard un objet quel que soit le changement de direction de son buste, il tend les mains vers d'autres aliments en plus du lait : il est prêt à enrichir sa palette des saveurs de la vie.

Le bébé semble avoir une préférence pour les aliments qui conviennent à son développement : c'est le temps de la découverte. Son choix peut nous surprendre. Au fil des jours, des semaines et des mois, il peut souhaiter boulotter, dans l'ordre : jus de carottes crues, viande (gros morceaux crus ou à peine cuits à sucer), œuf cru (le jaune mélangé à un peu de blanc monté en neige), poisson, yaourt, fromage, beurre, fruits, légumes souterrains, légumes aériens, et enfin céréales, le tout préparé pour qu'il puisse les assimiler. Bien entendu, chaque enfant est spécifique et ses besoins sont différents.

Les phases qui alternent entre gros appétit et court jeûne spontané correspondent au développement du bébé : le bébé grandit plus aux périodes où il mange moins. Avec un gros appétit, il stocke pour les jours de moindre appétit.

Sous nos climats tempérés, avec une alimentation équilibrée comptant graisses, laitages et protéines animales, le lait de la maman est riche et les besoins du bébé se comblent facilement.

Entre neuf mois et un an et demi environ, avec cet apport supplémentaire d'aliments qui lui conviennent, l'allaitement s'écourte puis se fait rare. Le sevrage spontané devient facile pour l'enfant. Un jour, il refuse le sein ou le biberon de manière déterminée, non parce qu'il n'a pas faim, mais parce qu'il n'en a plus besoin. Il trouve son équilibre sans cela. L'autonomie s'affirme, et la mère apprend à laisser partir…

AU CŒUR DU VIVANT

Été

*La lune l'as-tu vue
ventre face à terre
enceinte des désirs
de ce monde ?*

Petit manuel sous forme de dialogue, à l'usage des soignants à mains nues qui ne font pas de thérapie – et même pour ceux qui en font…

L'accompagnement[2] n'a pas besoin d'explication convaincante ni d'un être parfait pour l'accomplir. Le héros le sait bien, lui qui se voit faire les gestes qui sauvent, sans comprendre pourquoi ni comment. L'ami le sait bien, à tendre sa main pour aider à passer la rivière, lorsque plus rien n'existe, ou n'existera désormais. Accompagner, c'est créer.

La main qui touche la mort connaît le froid immobile et raide. Celle qui touche la vie avec une infinie patience découvre une galaxie de sensations en un foisonnement grouillant et pourtant ordonné de flux[3] et de reflux. Entre braises et glace se déploie une myriade de formes en mouvement, d'élans ou de résistances.

Comment discerner les sensations qui viennent de la main de celles de sa mise en contact ? Je ne vois qu'une solution : explorer et observer, le plus possible sans a priori et avec rigueur. Dans l'univers sensoriel, il est facile de s'illusionner. Prendre le pouls de la terre ou faire écho à la vibration d'un arbre reste à ce jour le privilège des poètes.

L'accompagnant doit composer avec *« son opacité de voyant et la profondeur de l'être »*.[4] La main, face à un corps vivant et animé, dialogue avec l'image qu'elle reflète comme le ferait un miroir toujours mouvant. Cette mouvance l'oblige à se faire silencieuse comme l'enfant devant la beauté. Dans le champ infini des possibles, un seul geste est propice à chaque instant, selon le senti[5] plus que le ressenti.

– « Il y a donc des gestes bruyants ? » demanderas-tu.

– Ils font disparaître la sensation et les besoins qu'elle exprime.

– « Et les émotions, et la sensualité ? »

– Essentielles et appartenant à l'intimité du soigné, elles sont les pôles émotionnels et sexuels de la sensation et du toucher au quotidien. Libres de s'exprimer, elles ne sont pas sollicitées par le soignant à mains nues. Mais est-il pour autant certain de ne pas être invasif ?

Avec une main velléitaire ou maladroite, la sensation interne affleure puis repart, elle ne trouve pas le temps ni l'espace pour s'épanouir et cheminer selon sa propre dynamique. Si l'on insiste, le besoin lui-même s'enfouit, au moins provisoirement.

Ou bien les doigts visent l'endroit douloureux, alors que ça se passe ailleurs, cela dépend des priorités de l'organisme.

– « Tu veux dire que le désir de soulagement polarise l'attention à l'endroit de la douleur ? »

– Oui, et c'est parfait lorsque le corps a subi un choc ou une blessure venant de l'extérieur. La main se pose, appuie ou frictionne là où l'on a mal et cela fait du bien. Mais si la douleur provient de l'intérieur, elle correspond à un déséquilibre calorique, postural ou dynamique, parfois de longue date. Les stratégies du corps demandent à être écoutées et ce n'est pas forcément où l'on a mal : ça chauffe ou c'est froid, ça tire ou c'est mou, ça s'agite ou c'est stagnant… L'ensemble guide la main et le geste adéquat comble les besoins de rééquilibrage et d'apaisement au fur et à mesure qu'ils s'expriment. En cela, il fait œuvre de création.

– « Et quand la main ne sent rien de particulier ? »

– Parfois, la personne va bien, malgré tel ou tel inconfort : la vie n'épargne personne, même pas ceux en pleine santé. L'organisme est juste en train de « digérer » décision, dispute, petite chute, changement de situation… Il se régule vite. La normalité[6] des sensations fait qu'aucune n'attire l'attention : températures, consistances et mouvements filent entre les doigts comme de l'eau douce. L'accompagnement devient inutile.

D'autres fois, le soin n'est pas souhaité. Se laisser convaincre par la famille ou les amis sans être tout à fait d'accord amène l'organisme à se protéger : il n'y a pas d'abonné au numéro demandé.

Si la main exercée ne perçoit « rien » alors que la personne est en souffrance et désireuse d'un soin, cela peut être intriguant. Tout semble suspendu comme avant un orage. Le corps a parfois été temporairement désensibilisé à la suite d'un choc. Certains médicaments ou drogues masquent les sensations.

Il arrive aussi que l'organisme soit simplement dans l'urgence d'agir seul et reste « autocentré ». Rien n'accroche à la sensation tactile pendant deux ou trois jours.

Enfin, la main peut ne pas avoir reconnu le moment où la séance est finie, or ce qui est inutile est en trop : le corps se ferme.

– « Mais comment savoir quand arrêter ? »

– Il me faut te parler de la fraîcheur – à distinguer du froid. C'est bien une température, mais plus que cela : elle est souple et mouvante comme une brise légère. Omniprésente, elle indique la fin d'une séance.

– « La température est-elle si importante ? »

– Toute autre sensation que la fraîcheur signale un effort du corps pour la retrouver : la cheville foulée se refroidit, puis presque immédiatement déclenche une inflammation pour réchauffer les tissus et ensuite les ramener à la normale. Ceci va dans un premier temps rendre impossibles les mouvements dommageables et c'est tant mieux. L'articulation au repos et au chaud a plus de chance de vite se rétablir que sollicitée et refroidie. Le repère de la douleur est nécessaire dans ce cas. Idem pour le coude dont les tendons se réchauffent par une tendinite.

Chocs, peurs et fatigue provoquent un froid interne, que le corps n'aura de cesse d'essayer de réguler. D'un autre côté, sentiments rentrés et manque de dépense physique créent un excès de chaud cherchant à s'évacuer.

– « La température dépend de quoi ? »

– De la consistance, qui elle-même dépend du mouvement. Ces trois paramètres de la sensibilité interne concernent le toucher mais aussi le « terrain ». Voici ce que m'écrivait à ce sujet Dr. Deshratn Asthana[7], chercheur en médecine :

> *Trois paramètres : température, consistance et mouvement sont tout à fait au centre de tes observations, comme un fil narratif dans le livre que tu proposes. En fait, ces paramètres sont essentiels à la vie et aux êtres vivants, aussi peuvent-ils être désignés comme facteurs de bien-être et de santé. Je les placerais dans l'ordre suivant : mouvement, consistance et température. Tout être vivant est en mouvement, la plupart du temps sous forme d'oscillation silencieuse et invisible. Le mouvement est provoqué par une énergie – électrique la plupart du temps – de manière volontaire ou involontaire. Les soignants peuvent trouver beaucoup par eux-mêmes au sujet de la santé et de la vie. De manière synchronisée et systématique, le mouvement se charge de préserver la consistance. Celle-ci est une clé de la santé et du bien-être. Elle maintient l'équilibre et l'harmonie au sein des tissus, organes, systèmes, personnes et environnement. Une rupture de consistance provoque un chaos qui se manifeste selon plusieurs critères de*

santé. L'interaction harmonieuse entre ces paramètres assure le maintien du corps à une température optimale dont chaque être a besoin pour rester en vie. Toute perturbation du mouvement ou de la consistance entraîne une modification de la température corporelle, ce qui est en soi un indicateur de bonne santé. Ainsi, la nature utilise la température comme outil symptomatique pour chacun de nous dans la perception de son bien-être, de son bonheur et de sa santé. Les soignants essaient par différents moyens de rendre harmonieux le mouvement et la consistance dans le but de promouvoir la santé.

Pendant une séance, on voit les trois paramètres progresser peu à peu vers une normalité propre à chaque personne. C'est en cela que l'accompagnement « soigne » : il aide le corps à redevenir dans la mesure du possible frais, souple et tonique, grâce à ses propres ressources. Le travail autonome de l'organisme en est facilité et devient moins douloureux.

– « Mais comment parvenir sans impair à cette fraîcheur globale ? À quoi se fier ? »

– En tout premier lieu, il est rassurant de constater que je ne peux accompagner que ce que je perçois. L'inverse est également vrai : je ne perçois que ce que je peux accompagner. C'est mon tout premier garde-fou.

À chaque instant, la main peut savoir si son toucher est adéquat : la sensation se révèle, se modifie et poursuit son chemin, ou au contraire s'interrompt et s'évanouit.

Vouloir « pour l'autre » est une imagerie mentale qui alourdit le geste. Dans cet état d'attention à la sensation, la moindre intention devient un poids. La main ne peut plus ressentir que sa propre étrangeté.

L'apprenti débutant ne sent plus rien dès qu'il interfère ou veut continuer la séance alors qu'il n'y a plus nécessité. C'est un moindre mal.

En s'exerçant, il parvient à garder le contact avec les sensations internes. S'il ne renonce pas à ce qui est invasif dans son geste, son corps entier commence à signaler un mal-être, une fatigue inhabituelle. Une nausée, légère au début, s'amplifie s'il continue. S'il n'en tient pas compte, les battements de son cœur s'accélèrent, ou encore il ressent un froid interne en même temps qu'une anxiété de fond. Ainsi, son propre corps lui sert d'indicateur. Il n'y a pas de moyen plus fiable que de sentir en soi ce que l'on met en place pour l'autre !

Quand l'accompagnant reste sourd à ces alertes, l'accompagné, lui, peut très bien les percevoir, pourvu qu'il y soit attentif : son cœur bat plus fort, il a la nausée ou un froid s'installe à l'endroit où les mains sont posées et perdure plusieurs heures.

Chacun est sensible à certains types d'alerte. Cela vaut aussi pour l'auto-accompagnement.

La tragédie, c'est que ces manifestations sont souvent interprétées, par ceux qui utilisent leurs mains pour soigner, comme des « retours » des maux du malade. Le *seitai*[8] n'est pas exempt de cette façon de voir, qui nous vient des magnétiseurs, et en amont, de la magie.

Il suffit de revenir à une position neutre, à une disposition non volontaire et non intentionnelle – à un « non-faire » – pour que ces signaux se calment instantanément. Ils indiquent en fait une grande sensibilité et sont précieux, donnant des repères fiables pour savoir ce qui se passe dans cette interaction à deux.

Personne ne devrait servir de cobaye à aucun moment de l'apprentissage de la pratique du *seitai* ou du reboutage[9], qui sont les bases du *yukidō*[10]. Le débutant ne doit accompagner que ce que sa main perçoit. Une sensation « dans » la main, libre d'intention ou de volonté, s'épanouit, suit son cours et varie à son rythme. Elle peut alors s'estomper ou se transformer, faisant évoluer celui qui la ressent.

– « Comment cela ? »

– Le toucher est le seul de nos cinq sens à être automatiquement réciproque. En touchant, je suis touchée, impossible de faire autrement. En accompagnant, je suis accompagnée. Encore faut-il savoir de quoi nous parlons.

Nous connaissons tous le toucher cutané qui perçoit ce qu'il y a « sous » la main.

Ce qui m'intéresse, c'est ce qui se passe « dans » la main. Les sensations intéroceptives et proprioceptives – perçues de l'intérieur – permettent de franchir la frontière de la peau. Je l'appelle le « toucher élargi »[11].

Selon la relation que j'établis avec les sensations internes ainsi perçues, je vais vouloir les diriger, ou les laisser diriger ma main.

Pour les thérapeutes, diriger ce toucher est essentiel à la thérapie et indispensable au diagnostic tactile des tissus et fluides corporels.

Mais lorsque l'accompagnant renonce à toute velléité – de diagnostic comme de thérapie – que se passe-t-il ? Il découvre ce que j'appelle le

« toucher de la sensation »[12] : la main fait écho ou miroir à la partie contactée. Ce n'est plus le diagnostic qui guide le geste, mais la sensation interne du besoin.

La main se sculpte. Elle se fait chaude ou froide, avec toutes les variantes possibles. Si l'on se donne le temps, on perçoit la température, plus ou moins sèche ou humide, voyager en « flux de températures », lents ou rapides.

Simultanément, la consistance se révèle peu à peu. Elle exerce sa souplesse, son élasticité ou sa détente. La main, ou une partie seulement, devient dure ou molle, raide ou avachie, tendue ou relâchée, c'est sa façon de répondre involontairement aux *besoins* exprimés par les « flux de consistances ».

Le toucher perçoit au même moment une variété infinie de mouvements et d'immobilités qui le guident. De l'intérieur, sont ressentis des picotements, fourmillements, crépitements, grésillements, piqûres, poussées, fluctuations, suspensions, stagnations, rebondissements, étirements, resserrements, torsions, vibrations, aspirations, démangeaisons… Il est impossible d'énumérer tous ces « flux de mouvements » qui animent la main ou la font s'immobiliser.

Parfois, la douleur perçue est si intense que l'on se retient de crier pour ne pas perturber… piqûre, crampe ou pincement. Le corps « ex-prime », au sens littéral du terme, sa douleur. Souvent, on n'y comprend rien, le froid intrigue, les tiraillements mettent mal à l'aise, les vibrations surprennent, les spirales ravissent, l'immobilité ennuie. Parfois on ne sait plus si la sensation vient de soi ou de l'autre, si l'on accompagne ou si l'on est accompagné. Mais chacun ne peut être qu'en extase devant le spectacle de la vie en mouvement, qui défie toutes les frontières : celles de la peau, de l'habitude et de ses repères, de la pensée et de son imagination même.

– « Et ça va mieux après ? »

– Pas toujours. Le soin peut se révéler inefficace : les sensations restent exacerbées et n'évoluent pas d'une séance sur l'autre. D'autres approches sont nécessaires, plus techniques, plus savantes, plus interventionnistes. Les capacités propres de l'organisme pour gérer son état ne suffisent plus.

Souvent, l'amélioration amène le corps à chercher à résoudre des symptômes plus anciens, non résolus. J'appelle cela les « régulations autonomes » qui passent par des évacuations :

suées, courbatures, fatigue, froid, fébrilité, mal au dos, pleurs, angoisses etc. Toujours ce sont des affections bénignes et courtes, même si elles peuvent être douloureuses.

– « Il n'y a pas de risque ? »

– Non, dans le sens où le corps choisit ses stratégies pour aller mieux. Encore faut-il pouvoir « l'écouter » : besoin de repos, de diète, de chaud etc. Tout symptôme demande de la vigilance et, au besoin, une surveillance médicale.

– « Et le risque de dépendance à tes soins par les soignés ? »

Je l'ai longtemps redouté. Il pourrait se produire si mon accompagnement était interventionniste, ou si la personne ne pouvait se prendre en main elle-même. Mais, d'une part, son organisme dirige la séance, et d'autre part elle peut, si elle s'y intéresse, développer son toucher et agir sur elle-même. Enfin, les sensations internes habitent son corps entier et la guident au quotidien pourvu qu'elle y soit attentive : mettre du chaud ici, du froid là, tendre tel muscle, relâcher tel autre, bouger ou rester immobile de telle ou telle manière. Il s'agit ici d'une réappropriation de notre santé et de notre capacité à interagir avec elle.

– « Si l'accompagnement soulage et aide la personne à se soigner, en quoi est-il différent d'une thérapie ? »

– Lorsque je prends un bain chaud à la maison, je préviens ou guéris des refroidissements, assouplis mes articulations, dilate mes capillaires, favorise une bonne circulation du sang et de la lymphe. J'évacue ainsi la fatigue, je provoque une courte transpiration qui détoxine mon corps, j'hydrate et assouplis ma peau. Tout cela sans trop connaître les tenants et les aboutissants, mais je sens que cela me fait du bien. Seules mes perceptions me guident : la température, la manière d'entrer et de sortir du bain, la durée sont déterminées par mes sensations internes. Je suis maître à bord en m'accompagnant moi-même : je fais un soin domestique[13] sans le savoir.

Le bain thérapeutique, lui, fait intervenir un expert qui se substitue provisoirement à mes sensations pour savoir comment répondre à mes besoins.

Les deux approches sont utiles, et, dans le cas de maladie grave, complémentaires. Le « savoir savant »[14] et le « savoir domestique » ne peuvent que s'enrichir mutuellement, dès qu'ils s'apprécient.

– « Faut-il se débrouiller seul pour être autonome ? »

– L'autonomie n'a pas besoin de solitude. Souviens-toi, au parc, lorsque enfant tu tombais et t'égratignais les genoux. Un baiser de ta mère à l'endroit de la plaie, et instantanément, la douleur s'évanouissait et avec elle, le « bobo ». Etait-ce un miracle ? Non, bien sûr. Un simple baiser fait que la peur s'en va et la plaie cicatrise, avant même de mettre du mercurochrome.

Remarque, l'enfant qui reçoit une torgnole en guise de baiser guérit aussi très vite, de rage. Il hurle l'injustice subie, le malheur derrière tout cela, son corps se tend, ses oreilles s'échauffent de colère, et la plaie se ferme pour ne pas en rajouter.

– « Mais alors, on guérit toujours et vite ? »

– Hélas non. Il semble que le terrain y soit pour beaucoup, le degré de résilience de l'organisme en dépend.

Heureusement, l'autonomie se gagne autant qu'elle se reconnaît : nous pouvons l'exercer et la faire grandir.

Sur les sentiers du mouvement interne, on chemine de découverte en découverte. La tension devient une force de recentrage, l'engourdissement une protection, les crampes des amies tonifiantes : le paysage des intensités s'enrichit au lieu d'effrayer. Que le front brûle ou que les sueurs glacent, que les pieds se gèlent ou que les oreilles s'échauffent, que l'on crie ou que l'on sourie, la vie est en mouvement. Qui dit mouvement dit vie.

Le corps et l'esprit se donnent la main, une grande main qui perçoit la vibration du monde.

– « Donc, n'importe qui peut faire – et se faire – des soins domestiques ? »

– Oui et non.

Oui, dans le sens où chacun a ce potentiel. C'est d'ailleurs ce qui se passe dans les conditions normales : on prend soin de soi, de son enfant, conjoint, parent, ami quand ils ne vont pas bien.

Mais on observe que le développement de la médecine et des thérapies est allé de pair avec celui de la dépendance envers elles et les médicaments.

À ma connaissance, ceux chez qui l'involontaire s'exprime le mieux sont les personnes en situation de handicap et les bébés. Est-ce à cause de leur grande vulnérabilité, mais les uns comme les autres développent une extrême sensibilité à leurs besoins, et le besoin de laisser agir l'involontaire est si impérieux qu'ils sont dans l'impossibilité de le contrôler ou censurer. Nous devrions nous en inspirer pour comprendre en quoi ce qui n'est pas volontaire peut être un allié fiable et structurant pour préserver ce qui peut l'être.

Les torsions compulsives des membres et de la nuque, observées lors de certaines maladies neurologiques, signalent certes le problème mais aussi amènent le corps dans les seules positions qui puissent le tonifier un peu. Une personne en pleine santé, lorsqu'elle autorise – sans les provoquer – ses mouvements involontaires, voit ces mêmes torsions faire un travail remarquable de maintien du tonus musculaire et d'assouplissement des articulations.

Les balancements que l'on observe chez les personnes en grande souffrance psychique, que reproduisent-ils ? Le bercement des bras aimants, ou la balançoire qui a permis à l'esprit de s'envoler. Père et mère n'ont pas appris que ce mouvement permet au cerveau de leur bébé d'être doucement stimulé et en même temps apaisé. Ils le savent dans leur chair, car en berçant ils se bercent.

D'ailleurs, je soupçonne les thérapeutes à mains nues de s'inspirer des bébés pour pouvoir les traiter. Que fait un bébé tendu ? Il suce son pouce en massant son palais. Et l'ostéopathe ? Il masse avec son doigt le voile du palais, pour détendre sa fontanelle supérieure. Un bébé qui a des problèmes gastriques, lorsqu'il peut se mettre à plat ventre, remonte ses fesses pour arquer sa colonne vertébrale et appuyer un côté de sa tête contre le matelas. Et le soignant ? Il positionne l'enfant face à la table de soin, place une main sous son bassin, l'autre au dessus et le soulève progressivement pour arquer son dos et libérer ses tensions. Le bébé qui souffre d'une compression osseuse crânienne due à son positionnement avant ou pendant la naissance, vient systématiquement placer sa tête contre le barreau de son lit. La main qui soigne appuie doucement, selon la sensation du besoin, sur la partie du crâne concernée, libérant la compression osseuse.

– « Mais alors, les parents n'ont qu'à laisser faire leur bébé ! Pourquoi certains ne guérissent-ils pas tout seuls ? »

– La plupart sont dans ce cas probablement, bien que cela passe inaperçu. Sinon, tous les bébés sans exception seraient malades et devraient consulter un expert. La naissance est un événement suffisamment compliqué pour entraîner des perturbations qui demandent un réajustement.

Les champions toutes catégories du soin domestique, ce sont les parents de nouveau-nés. Est-ce parce que le bébé humain vient au monde immature et en totale dépendance de ses parents, ceux-ci semblent développer des antennes sensorielles. Antennes qui leur permettent de percevoir les sensations internes de leur bébé, donc ses besoins. Le seul problème est que souvent ils ne le savent pas.

– « Alors, concrètement, que je sois parent ou non, que dois-je faire ? », me diras-tu.

– Rien, ou vraiment pas grand-chose.

Quand la main du thérapeute s'exerce, elle perçoit les pouls, la circulation de la lymphe, la motilité des organes, la consistance et la température du derme et de l'épiderme, la souplesse des muscles, la résistance des plexus, l'élasticité des tissus…, toutes choses utiles au diagnostic médical et à l'établissement d'un traitement. Ces données ne concernent pas le soin domestique, clairement situé hors du champ thérapeutique. Je ne leur accorde donc pas mon attention.

En faisant abstraction de ce qui se passe sous la main, je peux percevoir la sensation en elle. Elle devient chaude ou froide, tendue ou crampée, piquante ou grésillante etc. La frontière entre soi et l'autre se dissout. Avec cette question sous-jacente : est-ce l'effet miroir, ou déjà une réponse aux besoins sensibles ?

L'accompagnement est ici affaire de tact et de contact. À deux, pour savoir ce qui se passe en l'autre, le meilleur moyen est encore d'observer ce qui se passe en soi – en relation avec l'autre. Cela permet d'assumer la part subjective de notre sensation.

Et cela ne va pas de soi. Notre conditionnement s'immisce entre la sensation tactile et sa perception consciente, par le biais de l'interprétation. Voici un exemple qui m'a beaucoup appris.

Comme dans une gélatine évanescente, la main qui perçoit une mollesse n'a plus aucun repère, rien ne lui résiste et pourtant elle sent une consistance. Jusqu'à très récemment, cette sensation tactile s'enfuyait dès que j'en prenais conscience. J'en concluais qu'elle était très rare, parcimonieuse dans son expression. Tout ceci m'alertait, sans savoir vraiment pourquoi. Était-ce parce que pendant longtemps, je ne l'ai rencontrée que dans des cas de maladies dangereuses ?

Puis un jour, j'ai observé ma propre résistance à la mollesse : elle représentait tout ce que j'ai toujours évité dans ma vie, mais peut-être me privais-je de quelque chose d'essentiel ? Au moment précis où je me posais la question, ma main est devenue molle. Et cela s'est produit : je l'ai vue dériver sur des méandres inconnus et non répertoriés. Ce qui m'a surprise, c'est que les sinuosités remontaient presque autant qu'elles descendaient. Elles s'échappaient dans tous les sens, comme s'il n'y avait plus ni haut ni bas, ni avant ni arrière, ni gauche ni droite. Le mouvement arrivé à son terme, un foisonnement de tensions extrêmes est apparu, avant de diminuer un peu plus tard pour se normaliser. Au fil de ma pratique, je me suis aperçue que ce type de mouvement n'est pas réservé aux cas graves. Il est lié à un effort de l'organisme pour retrouver son élasticité, conditionnée par ses capacités de tension et contraction autant que de détente.

– « Revenons à la frontière : si elle se dissout, comment savoir si le toucher est envahissant ou non ? »

– Il faut garder « l'épaisseur d'une feuille de papier à cigarette », disait Tsuda[15] et avec lui, le Noguchi *seitai*. Il m'a bien fallu trente ans pour commencer à entrevoir de quoi il s'agissait. Ayant été « accompagnée » par Tsuda, je savais que sa main pouvait être en contact direct et appuyer. Parfois, pendant un soin, un doigt s'enfonçait si fort que j'avais du mal à retenir un cri. Dans ces conditions, pas de place apparente pour glisser quoique ce soit entre ce qui touche et ce qui est touché.

Cela nous amène à la distinction entre frontière et distance. Le toucher de la sensation abolit l'espace qui sépare, mais révèle celui qui unit : c'est la « proximité par distance » de Merleau-Ponty. Cet espace n'est pas quantifiable. Je le conçois comme un lieu de relation, qui rend à l'accompagné et à l'accompagnant leur liberté d'êtres autonomes et créatifs.

Nous pourrions dire que c'est dans la mesure où l'entre-deux existe que la frontière peut se dissoudre entre la main et la partie qu'elle accompagne.

– « Oui mais la peau, elle, ne se dissout pas, les os ne deviennent pas mous ! »

– Certes.

– « Et la barrière osseuse du crâne, n'est-elle pas infranchissable ? »

– Elle n'offre aucune résistance à la perception de la sensation interne. Cela ne se situe pas au niveau des sutures osseuses qui restent tout à fait immobiles sous mon toucher, fort heureusement. Les flux, par contre, traversent les organes en les modulant, donc la peau et les os.

C'est là que j'en viens à un autre temps et un autre espace, à cette « plongée ».

Ce que j'appelle le « toucher de la sensation » modifie à la fois la dynamique et la perception du geste. Mes yeux peuvent ne pas voir bouger mes doigts, la perception kinésique du mouvement est démultipliée. Chaque seconde devient éternité, même si je garde en parallèle la conscience de l'horloge. Intervalle et durée deviennent élastiques et mouvants.

Les « sensations d'accompagnement »[16] ne sont pas objectivables comme celles des flux de températures, consistances et mouvements internes. Elles semblent psychédéliques car elles se déploient au gré des intensités rencontrées : ma main a l'impression de suivre des vagues, s'enfoncer dans les chairs et modeler les os, gonfler, fondre, disparaître, jaillir. Elle devient soie, laine, coton ou lin, liane ou serre, algue…

Cette bascule dans le temps et l'espace mouvants s'exerce du volontaire à l'involontaire, du conscient à l'inconscient, sans que les uns n'excluent les autres. Une perception sensorielle prend le pas sur une autre à un moment, et l'inverse à un autre moment, se conjuguant comme le sac et le ressac au long d'un accompagnement qui bouleverse les conventions. Ceci sans faire appel à l'extrasensorialité, supposée pouvoir s'exercer à distance, disent les magnétiseurs, mages ou devins.

– « Si les flux, eux, sont objectivables, on devrait pouvoir les mesurer ? »

– La thermographie infrarouge mesure déjà les différentes températures internes du corps et des organes, en faisant circuler dans le corps des caméras thermiques miniaturisées. Le scanner donne des images de consistance des tissus, il reste à pouvoir les quantifier. L'IRM évalue l'activité des mouvements internes. La recherche médicale rêve de conjuguer ces trois paramètres en un seul appareil de mesure.

– « Mais de quoi sont faits ces flux ? »

– Je ne le sais, mais je peux faire des analogies sensorielles.

Comme immergés dans un froid intense, mes doigts s'engourdissent et ont l'onglée lorsque la personne souffre de fatigue et de peur chroniques, qui vont de pair avec une névralgie intolérable. Il suffit pourtant que je déplace ma main de quelques centimètres pour qu'elle retrouve presque instantanément sa température normale. Mais je reste bien en place, j'attends et j'observe. Le chaud revient peu à peu, c'est très ténu au début. Puis il s'enhardit, la main s'adoucit, et la douleur s'estompe un peu plus tard. Il faut quelques jours.

Même chose avec le chaud ou le brûlant. Il se transforme en grésillements, picotements etc., ou bien le froid prend le relais : impossible de savoir à l'avance. Le tout cherche à aller peu à peu vers la fraîcheur. C'est la normalisation du terrain, celle qui précède l'apaisement des symptômes.

Mais cette fraîcheur ne peut être atteinte globalement qu'avec un organisme souple et dynamique.

Au quotidien, mes mollets se crampent lorsque fatigue musculaire ou tension mentale encombrent l'organisme et trouvent une échappée. Une même crampe façonne ma main en contact : la tension perçue est à ce point serrée qu'elle raidit ou tord les doigts avant de se défaire.

Ma langue ressent l'électricité quand elle touche en même temps les deux pôles d'une pile, ça grésille. Même sensation dans les mains en accompagnant les adolescents survoltés ou les adultes surmenés nerveusement. Les flux de grésillements sont souvent longs à évoluer, mais au fil des séances ils se transforment ou s'estompent.

Dans mon ventre, je ressens un « trouble » si une situation déstabilisante et compromettante ne trouve pas d'autre moyen que de s'inscrire dans mes viscères. Ma main perçoit cela très bien chez autrui, à sa propre façon d'être « troublée » par un micromouvement qui donne l'impression de ne pas savoir où aller.

Devant ce qui pourrait être irrémédiable, c'est un vide vertigineux que mon ventre éprouve. Le toucher perçoit cela à travers les « pressions du vide », « creux » ou « lignes en creux »,[17] puis atteint le fond. Il faut attendre parfois plusieurs secondes, voire une ou deux minutes, pour qu'une force ramène la main en surface. Cette énergie vient des profondeurs de l'être et apporte une « présence à soi », me disent ceux qui l'ont ressentie.

Face à un événement grave et dangereux dont je ne sais comment sortir, mon corps entier se fige parfois. La sidération de l'accompagné est perçue par mes mains comme un « arrêt sur image » des sensations. Lorsque la palette sensitive recommence à se manifester, la personne est sortie de son immobilité interne. Les flux se réactivent, amenant appuis et rebonds, enfoncements ou dégagements, selon les pressions du plein, celles du vide, les aspirations diverses…

De la même manière, si un corps est bousculé physiquement, à la suite d'un accident ou d'une manipulation, il dit : « Stop ! On ne (me) bouge plus ! » Le besoin d'immobilité est si intense que la main reste en lisière, le temps d'une séance, deux séances, le temps qu'il faut. Mais le désir de mouvement par l'organisme est généralement le plus fort, et un frémissement annonce la libération de la mobilité interne.

Lorsque j'ai des vertiges, j'ai l'impression de tomber et cela fait une spirale dans ma tête. C'est très exactement ce qui arrive au niveau du crâne, quand une chute s'exprime. La spirale peut être plus resserrée ou plus étale, double ou triple, assez rapide ou extrêmement lente.

Un jour, une connaissance vient me voir pour des maux de dos que rien ni personne n'arrivait à expliquer ni soulager depuis trois ans. Pour la première fois, je vois mes doigts au niveau du crâne faire trois spirales décalées. Je lui dis que je n'y comprends rien, c'est inconnu au répertoire de mes sensations, et lui demande s'il n'aurait pas fait trois vols planés. Il réfléchit un moment, puis me dit : « Mais bien sûr ! Il y a trois ans et demi, je suivais un entraînement militaire, nous faisions un exercice. Je me tenais debout sur le char d'assaut et le copain à l'intérieur n'a pas vu l'obstacle. Il a dû freiner brusquement et je me suis trouvé projeté comme un fétu de paille : triple salto avant d'atterrir, indemne. Sauf le dos bien sûr… »

À la suite de la séance, le mal au dos chronique a cessé en dix jours, ainsi que les vertiges que cet homme éprouvait souvent, sans raison apparente. Pour être tout à fait exacte, les vertiges sont revenus comme presque toujours, le soir du réajustement, au moment de s'allonger, pour ne plus jamais réapparaître.

Si la spirale a des spires interrompues par de courts moments réguliers, la personne a probablement dévalé les escaliers… Ce ne sont que des exemples, car chaque dessin d'un mouvement de fascia[18] qui se replace est unique.

Le tracé le plus étrange qu'il m'ait été donné d'accompagner s'est révélé chez une habitante de L'Aquila en Italie, un an après le tremblement de terre du 23 juillet 2009. La qualité du mouvement était là, avec ce glissé doux des fascias qui permet de les reconnaître. Mais son dessin semblait défait, ressemblait plus à des traits de Pollock qu'à ceux de la coquille d'un escargot. Mon interprétation – et j'insiste, ce n'est qu'une interprétation, cette fois vérifiée – c'est que le tremblement de terre a été vécu comme une chute multiple, avec pour la personne la sensation plusieurs fois répétée que le sol manquait sous ses pieds, qu'il allait l'engloutir.

J'accompagnais deux autres membres de sa famille, me disant qu'il allait se produire le même phénomène. Pas du tout, même si les manifestations furent très fortes : fatigue extrême « comme si un train lui était passé sur les jambes » pour sa fille, et sidération pour le beau-fils qui a vécu, avec le tremblement de terre, la réactivation d'un accident ancien.

Ah ! Oui ! J'oubliais. Lorsque la spirale correspondant à une chute a fini ses tours centrifuges, elle s'arrête et donc la main aussi, qui attend le signal pour le trajet centripète du retour, exactement par le même chemin, mais en plus lent – enfin, jusqu'à ce que je découvre un contre-exemple… Si la personne est tombée dans les pommes à la suite du choc, ma main peut attendre une ou deux minutes avant d'entamer le chemin de retour. D'ailleurs, cette histoire de vitesse de la spirale a l'air de m'indiquer quand a eu lieu la chute, parce que je me trompe rarement sur l'âge auquel elle s'est produite. Cela, c'est un vrai mystère, je ne suis pourtant pas devin, mais c'est comme si d'avoir tant accompagné, mon cerveau avait emmagasiné tellement de données qu'il était capable de les «ressortir intelligemment», un peu à la façon des calculateurs prodiges. Je suppose qu'il s'agit de mémoire tactile.

- « Tu parles tantôt de mal-être psychique, tantôt de douleurs physiques à l'origine de tes sensations tactiles. Sont-elles différentes selon qu'elles viennent du corps ou de l'esprit ? »

Il m'est impossible d'attribuer telle ou telle sensation plus au physique ou plus au mental. Nous savons que les mêmes causes ne provoquent pas les mêmes effets pour deux personnes différentes, ni pour une même personne à des moments divers. Tout dépend de ce qui est donné à la naissance, du vécu ancien comme présent, et de l'avenir tel qu'il est imaginé. Corps et esprit apparaissent comme les deux faces d'une même pièce, inséparables. Les sensations tactiles viennent de l'expression de l'organisme entier.

– « Bon, mais alors comment ta main sait-elle où aller et ce qu'elle doit faire ? ».

– Cela aussi c'est mystérieux pour moi, je n'ai que des hypothèses.

La main se laisse guider : la sensation lui dit où le « travail » se passe et de quelle manière y répondre.

Les flux manifestent leurs besoins en termes de températures, consistance et mouvements (ou immobilité). L'adéquation de la réponse tactile se vérifie à la manière dont les sensations vont être perçues et évoluer.

Un toucher adéquat est rarement douloureux, mais, même dans ce cas, il donne une impression paisible et une tranquillité de fond. Le geste doit se faire « au moment propice, avec une intensité appropriée et à la juste distance » (le *ki do ma*[19] des arts martiaux, repris en *seitai*), et cela à chaque instant ! Le tout sans réfléchir. L'intuition guide, elle-même constituée probablement d'une multitude d'informations captées inconsciemment et qui dirigent le geste. Il n'y a ni attente ni hésitation, pas plus que lorsqu'on reçoit une balle au bond.

Si l'on se contente de contacter la sensation, elle s'exacerbe au point de devenir vraiment désagréable pour l'accompagné, et si l'on veut la diriger, elle s'efface. Non comprise et non gratifiée, elle se retire avant de se reformuler à nouveau ou de se déplacer, et ce jusqu'à ce que le besoin soit comblé.

Une main qui conserverait une chaleur douce ou resterait toujours souple ignore le toucher de la sensation. Elle est occupée à ausculter, analyser, prévoir, calculer. Elle caresse, masse ou manipule, rien d'autre.

Faire écho ou miroir au « senti »[18], c'est laisser la main répondre instantanément et involontairement (par sa propre température, consistance et mouvement) à la perception qu'elle a des besoins internes, à tel ou tel endroit du corps (celui de l'autre, ou le sien en « auto-accompagnement »). Ceci sans passer par l'analyse ni la déduction, sans en avoir le temps, ni l'espace. Avec la paume, la pulpe des doigts, le bout des doigts, leurs articulations, les ongles, le dos des ongles, le dos de la main, son « talon », ses bords ou l'intérieur du poignet, les possibilités de toucher sont infinies. La main s'échauffe ou se refroidit, se contracte ou se détend : on pourrait dire qu'elle prend forme constamment et involontairement, ce qui va lui permettre de contacter, situer, se déplacer de manière adéquate sans même le vouloir. Elle appuie, glisse, s'accroche, s'enfonce, pousse, tire, suit, s'éloigne, dévie, détache, écarte, vibre… et le reste du corps en est le témoin attentif, discret mais sensible. Le mouvement tactile nécessite une infinie subtilité, impossible à atteindre! Heureusement, le vivant semble avoir un certain degré de tolérance à la maladresse, pourvu qu'elle soit perçue et rectifiée à temps.

– «Est-ce un don?»

– Oui, bien sûr. Mais alors à la manière des nouveau-nés qui donnent leur premier regard et leur premier toucher lorsqu'ils «naissent au monde».

Lorsque le don retrouve sa vraie nature et ne se monnaie pas en termes de pouvoir, il agit comme simple révélateur de l'être. L'artiste-artisan le sait bien, sculpté par son don autant qu'il le sculpte. Le soignant à mains nues, au lieu d'avoir à se protéger d'une pollution imaginaire qui pourrait l'user malgré ses précautions et rituels, prend un bain de jouvence dans sa propre totalité révélée en miroir, comme un écho, par le toucher.

– Est-ce ce que tu appelles: le toucher de la totalité?

Oui, c'est le «proto-toucher», en écho à ce que Jean-Marie Delassus appelait le proto-regard.

Est-ce la naissance des pères et des mères à la venue de leur enfant qui leur donne ce toucher si particulier que le bébé semble naître au monde sous leurs mains ?

On pourrait concevoir un proto-toucher qui contacte de façon si adéquate que la frontière entre peau qui touche et peau touchée se transforme en un espace de rencontre. Les individus en présence se reconnaissent alors dans la totalité de l'autre, en un accueil inconditionnel et simple.

Ces hommes et ces femmes qui touchent leur bébé pour la première fois, et sont touchés par lui, ont des mains plus sensibles que moi qui accompagne depuis des décennies. Tout ce que je peux faire, c'est tendre vers ce toucher de la totalité, découvrir qu'il peut devenir primal à chaque instant que la vie fait, et m'émerveiller comme un peintre devant le paysage d'intensités qui se déroule dans mes mains.

Le premier à dévoiler ce paysage était probablement Paul Cézanne, cherchant à peindre la sensation, interface entre le monde et soi, le visible et l'invisible.

Mais il m'a fallu faire connaissance avec l'œuvre picturale de Francis Bacon pour voir en espace, forme et couleur, les crampes, tensions, lignes de force, mollesses, effondrements, débordements, tuméfactions, bulles d'intensités, raideurs, douceurs… que mes mains perçoivent.

Peut-être l'art est-il, dans ses formes les plus diverses entre ombre et lumière, une tentative jamais aboutie de retrouver le «proto-sens», qu'il soit celui du regard, du toucher, de l'audition, du goût, de l'odorat, et même du mouvement.

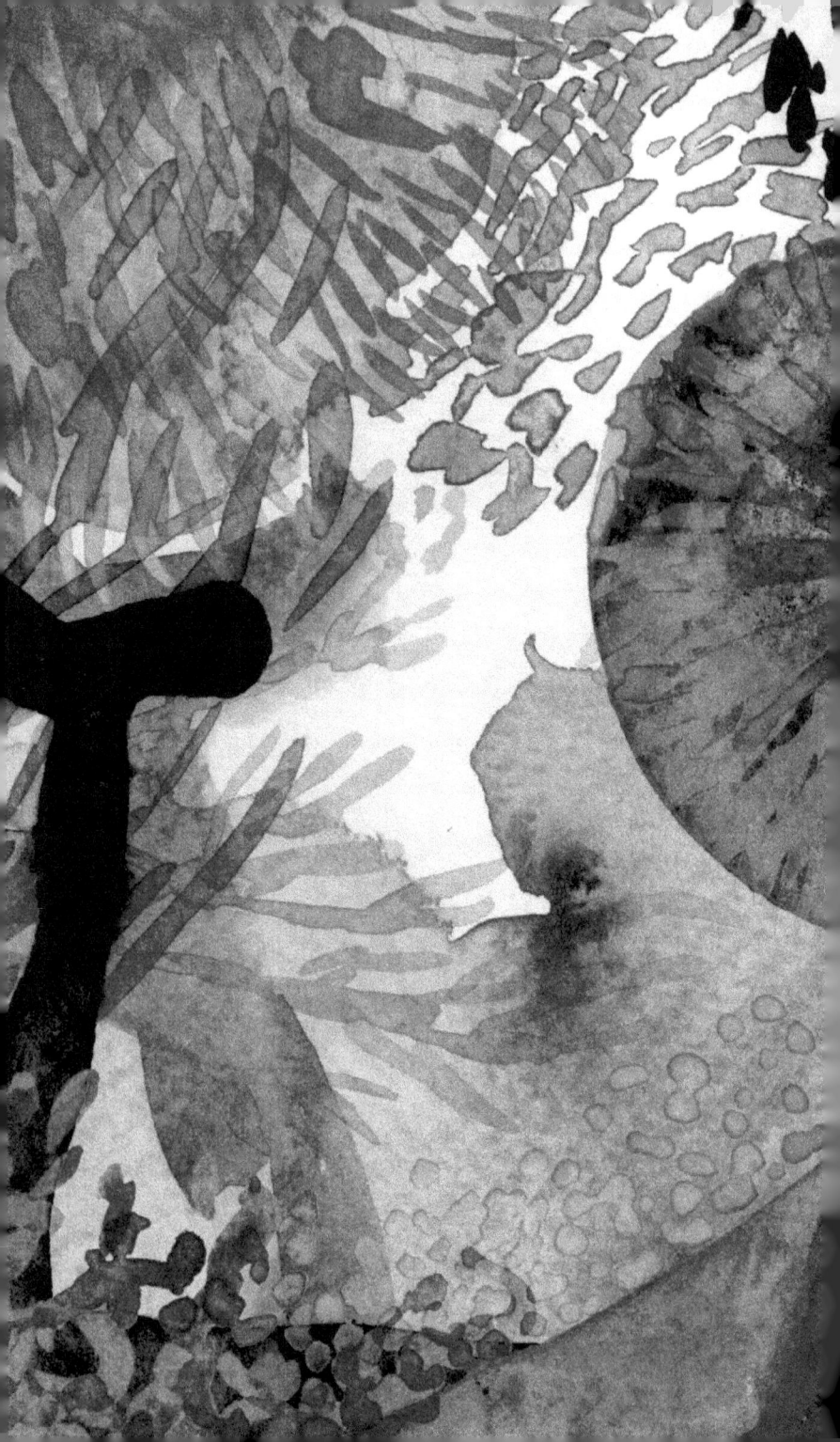

DU DÉBUT À LA FIN

SANTÉ AUTONOME

DU DÉBUT À LA FIN

Automne

Le nénuphar m'a dit : qu'est-ce la douceur ?

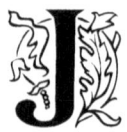'ai commencé par observer les bébés. En situation de crise, leur expression est sans équivoque.

Un besoin de pression sur le crâne ? L'enfant va utiliser tout ce qu'il trouve à sa portée : le mur, le sol, le bois du lit, le coude du papa… Son palais est tendu ? Il le masse avec son pouce, ou il fait ventouse pour moduler la traction du voile. Nerveux ? Les doigts de chaque main se referment sur les pouces : apaisement. Il utilise son poids pour presser telle partie, étirer telle autre, tordre une troisième, le tout avec une précision remarquable. À soulager ainsi tensions et pressions, il aide dans une certaine mesure son organisme à se rééquilibrer.

Il m'arrive de voir des bébés en grande souffrance, hurlant et criant jour et nuit sans pouvoir se calmer, se faisant vomir avec leurs doigts après chaque tétée. Ils veulent être proches du parent mais ne supportent pas d'être touchés. Le seul moment d'approche possible est quand ils dorment : la conscience est endormie, mais la sensibilité reste active et réactive. De tous les mouvements involontaires, le sommeil est peut-être le plus régénérateur.

Avant de mettre en place une séance de soin domestique, je rencontre l'enfant et lui demande s'il en est d'accord. Même les bébés donnent leur réponse d'une façon ou d'une autre. Si les parents et moi ne sommes pas sûrs de l'avoir reçue, nous essayons et sommes vite éclairés : un bébé qui ne veut pas être accompagné s'éloigne de façon significative, même pendant son sommeil. Si l'on insiste, il repousse la main.

L'enfant qui souhaite mon accompagnement reste en place ou vient se lover dans mes mains tout en dormant. Parfois même, lorsque je vais à son domicile et entre dans sa chambre, un petit soupir de soulagement m'accueille, l'air de dire : « Enfin, c'est pas trop tôt ! ». Le bébé se positionne selon ses besoins. Il n'y a aucune hésitation chez l'enfant, je n'ai qu'à me laisser guider, et chaque fois je vérifie la pertinence de la proposition. L'endroit à portée de main est celui où le corps se mobilise dans ses efforts de réajustement : le dos, le ventre, la tête, les pieds… Qu'il soit couvert ou découvert importe peu : le toucher de la sensation ne s'arrête pas aux habits ni même aux couvertures.

Au fil de la séance, le bébé « commente » ce qui se passe par sa respiration, ses soupirs, ses étirements, ses torsions. Ses mains ponctuent l'état de tension ou de relâchement en se serrant ou en s'ouvrant. Il change de position très exactement quand je commence à me demander si la sensation ne va pas se déplacer à tel autre endroit de son corps. Il réagit aux compressions osseuses et aux mouvements de fascias qui se révèlent puis libèrent, avec une attention intense et douce, alors qu'il est endormi. Sa respiration se fait parfois silencieuse comme s'il écoutait de tout son être ce qui se passe. Il me guide par ses mouvements, parfois même avec ses mains. La mère ou le père présents voient l'enfant exprimer son vécu et en même temps indiquer comment l'apaiser.

Quelquefois ce ne sont pas mes mains qu'il souhaite mais celles de son parent. Quand, endormi, il tourne la tête ou le dos en s'éloignant, le parent s'approche, et il n'est pas rare que le bébé se retourne alors vers lui. La séance peut commencer et je m'éclipse.

Mais ce que le bébé préfère le plus souvent, c'est le « quatre mains ». La mère ou le père pose ses mains en plus des miennes, et l'enfant en plein sommeil les reconnaît immédiatement : il suspend sa respiration quelques secondes. Les liens se tissent ou retissent, qui ont été chahutés parfois par des accouchements difficiles ou des problèmes domestiques. J'ai vu des bébés boire ce toucher-là par tous les pores de la peau qui rencontre la main qui se donne à eux, comme un « premier toucher », fait de reconnaissance mutuelle et d'accueil inconditionnel.

Le parent accompagne son enfant et c'est lui qui est accompagné. Il « fond » littéralement en sentant dans ses mains évoluer et se transformer, pour se délier, les crampes et engourdissements qui incommodent son enfant. Il sent les picotements de fatigue, les piqûres de douleur poindre puis se dissoudre. Le tout peut durer de quelques minutes à plus d'une heure : pas de lassitude chez l'enfant avant qu'il n'ait fait le tour de ses besoins.

Les mains ont intérêt à rester vigilantes quant au moment où l'accompagnement se termine. La sensation de fraîcheur omniprésente sur le corps nous prévient pourtant, nous les adultes, que la séance est terminée. Mais il m'arrive encore de vérifier que seule cette sensation perdure. La réponse ne se fait pas attendre. Le bébé repousse la main qui s'attarde… Et le parent témoin éclate de rire.

La fin de l'impatience

Je disais que les bébés étaient les mieux placés pour me guider. Les bébés et les mourants : qu'on entre dans la vie ou qu'on en sorte, le don est tout ce qui reste, c'est à dire l'essentiel.

Ceux qui me connaissent savent que tout ce que j'ai fait d'important dans ma vie est lié au sommeil, ce haut lieu de créativité où toutes les cartes peuvent se redistribuer.

Un jour, le sommeil est venu pendant mon accompagnement.

Il m'arrivait de m'endormir : malgré moi je « piquais du nez », la personne prenait patience et la séance reprenait peu après… Mes mains avaient perdu toute sensation interne et devaient se repositionner.

Depuis quelques années, je remarquais un phénomène nouveau : parfois la personne s'endormait, et, alors que je n'étais aucunement fatiguée, je m'endormais aussi. Je ne pouvais expliquer cela.

C'est en présence de personnes en fin de vie que le sommeil lui-même a pu faire œuvre d'accompagnement.

Je croyais jusqu'alors avoir vaincu toute impatience. Quelle que soit la durée d'une séance ou mon état du moment, et malgré les interruptions inopinées, mes mains restaient attentives et ne « perdaient » plus les sensations. Mais certains engourdissements sont tellement enfouis que le moindre mouvement peut les faire disparaître. Complètement immobile, la main fige la sensation. Être à l'écoute d'un engourdissement est une gageure.

Bien que Françoise fût dans un état critique et en grande souffrance, mes mains ne sentaient que très peu de mouvements. Tout au plus quelques picotements. En ce beau jour d'hiver, je me suis dit que si je voulais « laisser venir » l'engourdissement que je pressentais, il me fallait lâcher toute attente. Cela tombait bien. Nous étions dans une pièce au chaud, j'étais reposée et nous avions tout notre temps.

Françoise, mes mains et moi avons glissé dans le sommeil, je crois comme on glisse dans l'eau douce. Quand je me suis réveillée, je ne savais plus où j'étais. Mes mains, elles, n'avaient pas perdu le contact, ni leurs sensations. Elles étaient engourdies, ainsi que les bras, jusqu'aux épaules. Je vérifiai qu'il ne s'agissait pas là d'une mauvaise position. Mais non, les avant-bras étaient confortablement appuyés, aucune tension ne pouvait expliquer leur quasi paralysie, ma tête reposant près de mes bras.

J'ai le souvenir de la venue de cet engourdissement, après ce qui m'a paru être un temps très long. J'en étais même étonnée, n'y croyant plus. La sensation est apparue « de profond » et s'est construite bribes par bribes. À mon réveil, elle s'est modifiée légèrement en devenant picotante pendant encore plus d'une heure. Françoise s'est réveillée un peu avant que la fraîcheur couvre les picotements. Deux heures et demie s'étaient écoulées.

Je venais de laisser tomber, grâce au sommeil, peut-être le dernier rempart de l'impatience. Nous n'avons guère parlé, ce que je regrette aujourd'hui bien sûr, mais à cet instant, ce n'était pas de mise. Voir ses traits délassés sur son beau visage en disait plus que tous les discours.

Mon accompagnement n'a plus jamais été le même. À l'état de veille, ou plus exactement entre veille et sommeil, je parviens à observer, sans le modifier, le mouvement involontaire de mes mains : des mouvements de « presque rien », insignifiants. Je ne conçois pas de logique entre eux et leur impact – une première pour moi. Je vois leur précision et adéquation, non pas comme autrefois pour leur beauté intrinsèque, ni pour en être l'acteur, mais par la seule force et précision des sensations perçues, comme si cette insignifiance de mes mouvements était seule garante de leur liberté.

SANTÉ AUTONOME

Hiver

La portée des plumes d'une flèche, elles froufroutent dans l'air

NOTES

1 • Delassus, Jean-Marie, *Le sens de la maternité, cycle du don et genèse du lien*, Imprimerie Nouvelle, 1995.

2 • L'« accompagnement », tel qu'il est envisagé dans cet ouvrage, est un soin domestique (voir note 13) sans intention thérapeutique. Il est actif et non-interventionniste, au sens qu'il fait du bien sans avoir à diriger les compétences de l'organisme, ni se substituer à elles. Voir Bel, Andréine, *Le Corps accordé - Pour une approche raisonnée de la santé et du soin de soi*, Le Tilt, 2014. Pages 58-78.

3 • Selon le *yukidō* (note 10), les « flux » de températures, consistances et mouvements internes se distinguent des fluides corporels en cela qu'ils les animent et modulent.

4 • Merleau-Ponty, Maurice, *Le visible et l'invisible*, Gallimard, 2011. Page 107.

5 • Le «senti» nous permet d'approcher au plus près la sensation, le «ressenti» nous fait l'apprécier ou l'interpréter.

6 • Normalité : désigne ici une estimation circonstanciée et subjective qui fait dire à la personne qu'elle se sent (ou perçoit autrui) «dans la normalité».

7 • Deshratn Asthana est professeur associé de psychiatrie et sciences comportementales, directeur du Laboratoire d'études cliniques et biologiques à la *Miller School of Medicine*, Université de Miami (Floride).

8 • *Seitai* : art du soin initié au Japon par Haruchika Noguchi (1911-1976). Pour spécifier ce terme qui est devenu générique, on parle de «Noguchi *seitai*».

9 • Reboutage : art du soin par les mains qui « remet bout à bout » ce qui a été démis. *Seitai* et reboutage sont les deux constituants du *yukidō* tel que l'envisage l'auteur dans sa pratique.

10 • *Yukidō* : la voie du *yuki*, au centre du *seitai* domestique (Bel 2014, op.cit. note 2, p. 10).
Yuki : la plénitude du *ki*.
(*yu*) la joie – (*ki*) l'énergie.

11 • Toucher élargi : l'auteur désigne par ce terme le contact de la main avec un objet en utilisant à la fois sa perception extéroceptive (qui vient de l'extérieur) et intéroceptive/proprioceptive (qui vient de l'intérieur).

12 • Toucher de la sensation : l'auteur désigne par ce terme l'échange d'informations entre les sensations intéroceptive/proprioceptive de la main et celles de la partie

accompagnée. Un écho, effet miroir ou de résonance se manifeste entre les sensations internes de la main et celles du corps accompagné, au niveau des températures, consistances et mouvements, ainsi que de leurs flux. On observe la main devenir chaude ou froide, crampée ou flexible, fourmillante ou ondoyante etc., au fil de l'accompagnement.

13 • Soin domestique : prendre soin de soi ou d'autrui à la maison, à partir d'un savoir empirique, expérimental et non didactique.

14 • Un savoir est dit « savant » lorsqu'il est didactique, difficile d'accès et réservé à une élite. Le « savoir domestique », tel que le *yukidō* l'envisag, s'imprègne plus qu'il ne s'apprend ; il est expérimental, empirique et accessible à tous.

15 • Itsuo Tsuda (1914-1984) a séjourné en France à partir de 1970. Il a transmis le « mouvement régénérateur » (*katsugen undō*), pratique essentielle du *seitai* qu'il a étudié à Tokyo pendant vingt ans auprès d'Haruchika Noguchi. Entre 1973 et 1983, il a écrit neuf ouvrages publiés au Courrier du Livre.

16 • Les « sensations d'accompagnement » donnent l'impression que la main en contact tombe, s'enfonce, gonfle, devient immense, se dissout etc. (Bel 2014, p. 55).

17 • Les « pressions du vide », « creux » ou « lignes en creux » font partie des sensations d'accompagnement, de même les « pressions du plein » (Bel 2014, p. 295-299).

18 • Fascia : membrane conjonctive qui enveloppe muscles et organes. Les fascias portent différents noms selon

leur densité fibreuse : aponévrose pour les muscles, périoste pour les os, péricarde pour le cœur, plèvre pour les poumons, méninges pour le cortex, périnèvre pour les nerfs etc.

19 • *Ki do ma* : voir Bel 2014, p. 95-97.

À mon père, André Pouzalgue

TABLE DES MATIÈRES

p.11 Naître au monde

p.27 Au cœur du vivant

p.67 Du début à la fin

p.81 Notes

NOTES PERSONNELLES

NOTES PERSONNELLES

NOTES PERSONNELLES

NOTES PERSONNELLES

NOTES PERSONNELLES

NOTES PERSONNELLES

NOTES PERSONNELLES

NOTES PERSONNELLES

NOTES PERSONNELLES

NOTES PERSONNELLES

NOTES PERSONNELLES

www.ingramcontent.com/pod-product-compliance
Lightning Source LLC
Chambersburg PA
CBHW071723020426
42333CB00017B/2367